Metabolismo

Verità e bugie

Metabolismo per tutti: cos'è
e come funziona, dieta,
alimenti, esercizio, stile di
vita, strategie,
dimagrimento, salute

Di *Eleonora Santoro*

COPYRIGHT

YourOwnSolution by ELEONORA SANTORO

© 2019 ELEONORA SANTORO

DISCLAIMER

Questo libro è stato scritto solo per dare informazioni di base. Ogni possibile sforzo è stato fatto per rendere il libro il più completo ed accurato possibile.

Tuttavia, ci possono essere errori sia nella tipografia sia nel contenuto. In più, le informazioni contenute in questo libro sono aggiornate alla data di pubblicazione. Quindi va usato come una guida, e non come l'unica sorgente di informazioni.

Lo scopo di questo libro è di educare. L'autore ed editore non garantisce che le informazioni contenute in questo libro siano complete, e non è ritenuto responsabile per errori ed omissioni.

L'autore e l'editore non avranno alcuna responsabilità nei confronti di qualsiasi persona o entità in relazione a qualsiasi perdita o danno causato direttamente o indirettamente da questo libro.

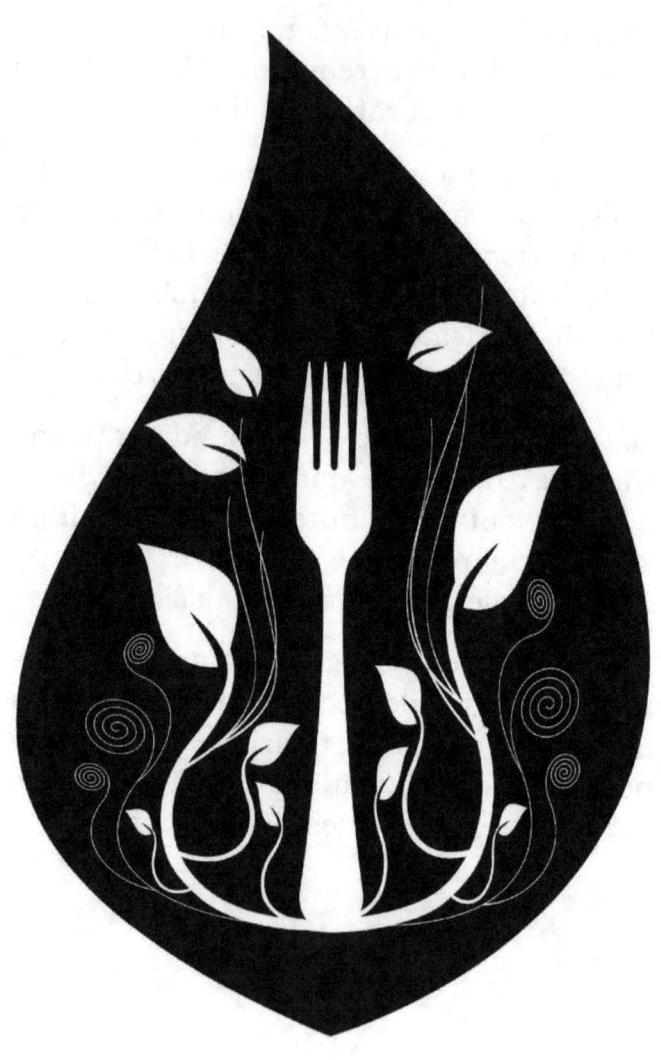

Indice

Complimenti!

Prima di iniziare, voglio ringraziarti per aver scelto il mio libro. Mi auguro che ti sia veramente di grande supporto per capire finalmente di cosa si parla quando senti parlare di dieta, sport e metabolismo.

Buona lettura.

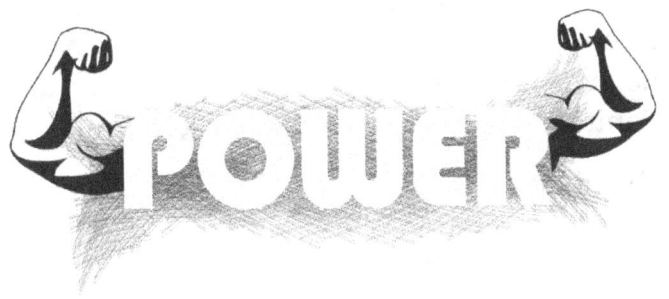

Introduzione

Metabolismo. Esiste forse una parola più gettonata di questa nel dizionario della perdita (o aumento di peso?

In effetti, non è raro sentire le persone parlare delle loro lotte contro i chili presi in vacanza o le maniglie dell'amore in termini di metabolismo.

Anche i medici fanno spesso riferimento al metabolismo quando cercano di spiegare perché le diete non hanno gli stessi risultati per ogni persona.

Quindi, visto quanto, come e da quante persone questa parola viene usata ogni giorno, possiamo presumere che il suo significato sia ben noto a tutti, giusto?

Sbagliato!

Cosa troverai in questo libro

Ecco una panoramica generale degli argomenti trattati nel libro:

- Cos'è il metabolismo e che ruolo gioca davvero sulla perdita o aumento di peso
- Metodi scientifici comprovati per accelerare il metabolismo
- Diete specifiche e prodotti alimentari che promuovono un metabolismo più veloce, in modo che una volta perso il peso indesiderato, possa essere tenuto lontano

Bene, ora che ci siamo detti tutto, possiamo iniziare.

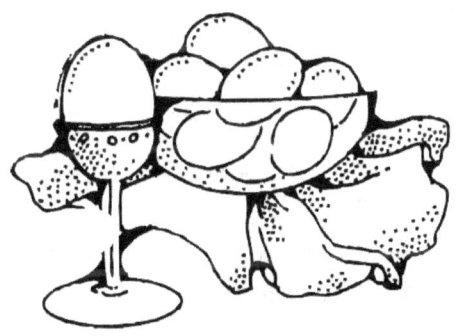

Capitolo 1. Cos'è il metabolismo

Molte persone semplicemente non conoscono il concetto di metabolismo, ma non è colpa loro. Con tutta la cattiva informazione che esiste in rete e, ancora peggio, con le cose che sentono "dall'amico dell'amico del personal trainer", è normale che ci sia confusione.

Inoltre, molte persone scambiano il proprio aumento di peso e gli episodi di perdita, come una questione di cambiamento metabolico. A volte questo è vero, ma altre volte non lo è.

Ad esempio, come discuteremo in questo libro, ci sono modi scientifici per aumentare il tasso di cambiamento metabolico, e quindi consentire al corpo di bruciare più calorie.

Mangiare certi cibi più frequentemente è un modo per farlo. Un altro modo per perdere peso visibilmente, almeno a livello percepito e temporaneo, è quello di fare un bagno turco per qualche ora.

Considerando che il primo metodo (mangiare i cibi giusti) è un metodo di perdita di peso reale, comprovato attraverso un aumento del metabolismo, il secondo metodo (il bagno turco) è solo temporaneo, perché il peso perso è semplicemente acqua e tornerà rapidamente.

Il punto da tenere presente, però, è che alcune persone scambiano la propria perdita di peso col cambiamento metabolico, ma come puoi vedere con l'esempio del bagno turco, non è sempre così.

Alcune persone pensano che il metabolismo sia un tipo di organo, o una parte del corpo, che influenza la digestione. In realtà, il metabolismo non è una particolare parte del corpo. È il *processo* attraverso il quale il corpo converte il cibo in energia.

Quindi, probabilmente avrai sentito parlare del processo metabolico usato come sinonimo del termine metabolismo, perché entrambi significano la stessa cosa.

Questo non è un testo medico complicato, quindi non abbiamo bisogno di trascorrere una quantità inutile di tempo e spazio concentrandoci sulla complessità delle varie parti del corpo umano.

Tuttavia, senza approfondire troppo i dettagli medici, che non sono rilevanti ai fini della comprensione generale, è utile esaminare brevemente i meccanismi biologici alla base del metabolismo.

Il metabolismo, come abbiamo detto sopra, è il processo di trasformazione del cibo in combustibile. Il corpo usa questa energia per condurre una vasta gamma di funzioni essenziali.

Se non esistesse il metabolismo, cioè se non avessi un processo metabolico che converte il cibo in energia, allora non saresti in grado di muoverti.

Infatti, tutti gli elementi fondamentali del corpo umano, come circolazione sanguigna, respirazione, digestione e così via, dipendono dal metabolismo.

Tienilo a mente la prossima volta che senti qualcuno affermare di avere un metabolismo lento: se possono lottare con l'aumento di peso indesiderato causato da fattori metabolici, hanno certamente un metabolismo funzionante. Se non fosse così, non sarebbero nemmeno in grado di parlare (perché anche questo richiede energia che viene dal metabolismo!).

È anche interessante notare che ci riferiamo al processo metabolico come se fosse una singola funzione, quando in realtà è un termine generico che riguarda le innumerevoli funzioni che si svolgono all'interno del corpo. Ogni secondo di ogni minuto di ogni giorno della tua vita, anche, ovviamente, quando dormi, numerose reazioni chimiche avvengono attraverso il metabolismo o il funzionamento metabolico.

Sotto un determinato aspetto, il metabolismo è stato definito come un processo di armonizzazione che riesce a raggiungere due funzioni corporee critiche, in un certo senso, in conflitto tra loro.

Vediamole.

Anabolismo e Catabolismo

La prima funzione è la creazione di tessuti e cellule. Ogni momento, i nostri corpi stanno creando più cellule per sostituire le cellule morte o disfunzionali.

Ad esempio, se tagli il dito, il tuo corpo (se funziona correttamente) inizierà, senza nemmeno perdere un momento o chiedendo il tuo permesso, il processo di creazione di cellule della pelle per coagulare il sangue e avviare il processo di guarigione. Questo processo di creazione è davvero una risposta metabolica e si chiama *anabolismo*.

D'altra parte, c'è l'esatta attività opposta che si svolge in altre parti del corpo. Invece di costruire cellule e tessuti attraverso il metabolismo, il corpo usa energia per fare quello che deve fare.

Ad esempio, mentre si fa esercizio aerobico, la temperatura corporea aumenta all'aumentare del battito cardiaco e poi si stabilizza.

Quando questo accade, il tuo corpo richiede più ossigeno, così aumenta anche la tua frequenza respiratoria. Tutto ciò, come puoi immaginare, richiede energia aggiuntiva.

Dopotutto, se il tuo corpo non fosse in grado di adattarsi a questo aumentato fabbisogno di ossigeno, collasserebbe.

Presumendo, ovviamente, che non stai esagerando, il tuo corpo inizierà invece a convertire il cibo in energia. E questo processo, come sai, è un processo metabolico e si chiama *catabolismo*.

Quindi, come puoi vedere, il metabolismo è un processo costante che si prende cura del buon funzionamento fisiologico attraverso due funzioni apparentemente opposte: l'*anabolismo* che utilizza l'energia per creare cellule e il *catabolismo* che distrugge le cellule per creare energia.

Il catabolismo, in particolare, ha tre componenti:

1. Metabolismo basale: A volte chiamato metabolismo a riposo, è il componente del metabolismo responsabile di tenerti in vita, garantendo le normali funzioni corporee. Anche se sei costretto a letto per tutto il giorno, il metabolismo basale è ancora al lavoro. Il metabolismo basale, è il principale componente del metabolismo, poiché utilizza dal 60 al 70 % delle calorie del cibo

che si mangia. Le persone che vogliono perdere peso, di solito puntano a un più alto tasso metabolico basale (BMR).

2. Movimento fisico: Può variare, dal semplice movimento delle dita ad un esercizio fisico intenso. Di solito il 25 percento delle calorie che ingerisci, vengono consumate così.

3. Effetto termico del cibo: Indica l'elaborazione del cibo che assumi. Normalmente, il 10% delle calorie del cibo che mangi vengono impiegate per elaborare il cibo ingerito.

Quindi, tenendo conto di tutto ciò, ecco la nostra formula del metabolismo:

- Calorie da cibo = calorie consumate dal metabolismo basale (60-70%) + calorie consumate dal movimento fisico (25%) + calorie consumate dalla digestione del cibo (10%).

In effetti, è così che il metabolismo guadagna la sua reputazione di armonizzatore. Riunisce queste funzioni apparentemente contraddittorie e lo fa modo ottimale, consentendo al corpo di creare le cellule secondo necessità e di distruggerle di nuovo, se necessario.

Che cosa influenza il metabolismo?

Il tuo tasso metabolico, o quanto velocemente o lentamente il tuo metabolismo funziona, è influenzato da alcuni fattori:

1. <u>Genetica</u>: Sì, anche il tasso metabolico viene ereditato. A volte questo crea un intero mondo di differenza tra una persona che può mangiare quasi tutto senza prendere un grammo e una persona che facilmente ingrassa dopo aver sgarrato una sola volta.

2. <u>Età</u>: Più giovane sei, più veloce sei. Il metabolismo rallenta con l'avanzare dell'età. Il tasso metabolico delle donne inizia a rallentare all'età di 30 anni; per gli uomini, il declino inizia più tardi, versi i 40 anni.

3. <u>Sesso</u>: Gli uomini hanno un metabolismo più veloce, solitamente il 10-15% più veloce rispetto alle donne, perché i loro corpi hanno una massa muscolare più grande. Il muscolo svolge un ruolo chiave nel metabolismo.

4. Quantità di massa magra: Come già menzionato sopra, più muscoli = metabolismo più veloce.

5. Dieta: Alcuni cibi ti aiuteranno, alcuni ti faranno solo del male.

6. Livello di stress: Lo stress è inversamente proporzionale al metabolismo. Maggiore è lo stress a cui sei sottoposto, più basso è il tuo metabolismo.

7. Ormoni: Gli ormoni specifici metabolizzano nutrienti specifici. Se gli ormoni funzionano correttamente, quindi, influenzano direttamente la velocità del metabolismo. Quindi, anche disturbi ormonali o squilibri possono influenzare il metabolismo.

Osservando tutti questi fattori, ora probabilmente hai un'idea generale di cosa devi fare per aumentare il tuo metabolismo. Accetta le cose che non puoi cambiare e lavora su quelle che puoi!

Perché dovrei preoccuparmi di accelerare il mio metabolismo? Che vantaggi ne ricavo?

Bene, la perdita di peso non è tutto, anche se le discussioni sul metabolismo sembrano concentrarsi quasi esclusivamente su questo concetto. Infatti, anche se senti che il tuo peso è perfettamente a posto, hai molto da guadagnare aumentando il tuo metabolismo.

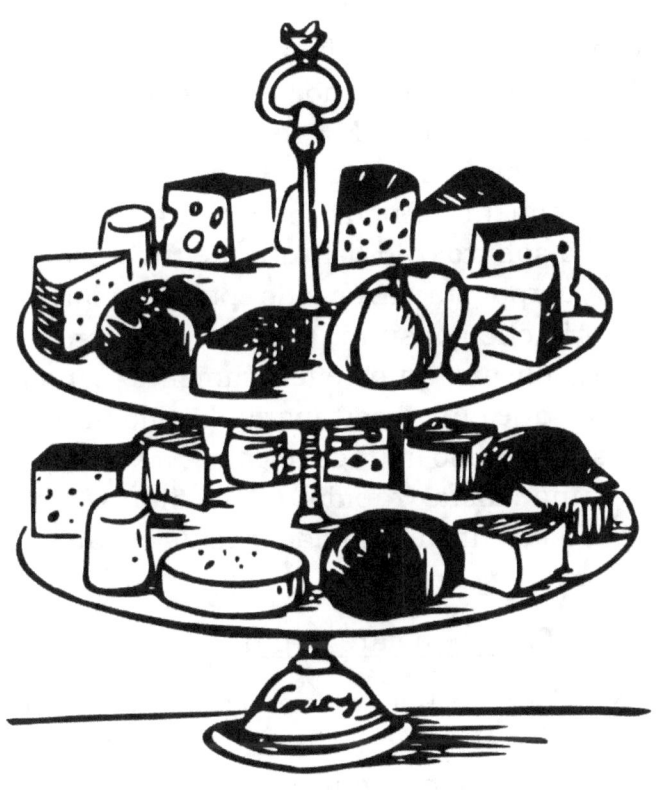

Benefici dell'aumento del metabolismo

1. <u>Perdita di peso.</u>

Iniziamo con il beneficio più ovvio. Aumentando il tuo metabolismo, in particolare il tuo BMR, brucerai più calorie semplicemente facendo le attività che fai abitualmente. Anche mentre stai a letto e fissi il soffitto o addirittura mentre dormi, il tuo corpo sta lavorando per bruciare le calorie che consumi. Con un aumento del metabolismo, puoi effettivamente perdere uno o due chili a settimana. Meglio di tutti, i risultati sono a lungo termine, a differenza di una dieta rapida! Ora, non è più soddisfacente e più facile che seguire la dieta del momento?

2. <u>Puoi mangiare di più.</u>

Poiché ora bruci calorie più velocemente, puoi mangiare di più senza sentirti in colpa. Ciò non significa però esagerare o mangiare cibo spazzatura. Ma in generale, puoi essere meno preoccupato della quantità di cibo che mangi.

3. Più energia.

Le persone con metabolismo più veloce riferiscono di avere più energia. Con un metabolismo più veloce, il tuo corpo si sta comportando in modo efficiente per liberare l'energia di cui hai bisogno per andare avanti.

4. Aspetto migliore.

La pelle delle persone con un metabolismo veloce è più luminosa. I loro volti sono rosati, di un colore più vivo. Con un metabolismo più veloce, non solo ti sentirai bene, ma avrai anche un bell'aspetto!

5. Migliore salute generale.

Il tuo corpo funziona più efficientemente con un metabolismo più veloce. Digestione, assorbimento di nutrienti e circolazione sanguigna sono migliorati. E non avrai più bisogno di dormire tanto per sentirti riposato il giorno dopo.

Metabolismo e perdita di peso

Ormai hai già un'idea di come il metabolismo si rapporta alla perdita di peso (metabolismo catabolico, rottura delle cellule e trasformazione in energia).

Per comprendere questo processo ancora più chiaramente, possiamo introdurre un giocatore molto importante nel gioco di perdita di peso: la *caloria*.

Le calorie sono semplicemente un'unità di misura. Non sono in realtà cose in sé e per sé; sono etichette per altre cose, proprio come un pollice in realtà non è nulla, ma misura la distanza tra due punti.

Quindi cosa misurano le calorie? Facile: misurano l'energia.

Sì, il male calorico, la rovina dell'esistenza delle persone a dieta, è in realtà solo un'etichetta di poche sillabe che misura l'energia.

Ed è importante evidenziare questo, perché il corpo stesso, nonostante la sua vasta intelligenza, in realtà non fa un lavoro molto intelligente nel distinguere l'energia *buona* da quella *cattiva*.

Per essere schietti, il corpo non si preoccupa di sapere da dove proviene l'energia.

Approfondiamo un pochino questo punto, perché è molto importante capire come potenziare il metabolismo, in particolare quando guardiamo alle scelte alimentari.

Nei nostri negozi di alimentari pieni di scelta, con dozzine di varietà di cibi, sembra esserci una consapevolezza abbastanza chiara di quale sia il buon cibo e quale sia il cibo cattivo, o spazzatura.

Per esempio, non abbiamo bisogno di un libro per ricordarci che, a parità di condizioni, una prugna è un buon cibo, mentre una vaschetta di gelato denso e cremoso al doppio cioccolato è un cibo cattivo.

Infatti, non troverai molte persone in forma che mangiano una vaschetta di gelato al giorno, per ovvi motivi. Quindi, cosa c'entra questo con le calorie e l'energia?

Questo: mentre tu ed io possiamo valutare le nostre scelte alimentari e dire che qualcosa (come una susina) è una sana fonte di energia, e qualcos'altro (come una vaschetta di gelato) è una fonte di energia malsana, il corpo non lo può valutare. Veramente.

Sembra strano e sorprendente, ma al corpo non importa davvero. Per il corpo, l'energia è energia. Prende tutto ciò che ottiene e in realtà non sa che alcuni cibi sono più sani di altri. È un po' come una pattumiera: prende ciò che le dai senza preoccuparsi di cosa le stai dando.

Ora, applichiamo questo al corpo e all'aumento di peso. Quando il corpo riceve una caloria, che ormai sappiamo essere semplicemente un'etichetta per l'energia, deve fare qualcosa con quell'energia.

In altre parole, mettendo da parte tutti gli altri nutrienti e minerali, se una prugna fornisce 100 calorie al corpo, il corpo deve usare quelle 100 calorie. Lo stesso vale per le 500 calorie di una (piccola) vaschetta di gelato: queste 500 calorie devono essere utilizzate.

Adesso, il corpo fa due cose per quell'energia: o la metabolizza tramite l'anabolismo, o la metabolizza attraverso il catabolismo. Cioè: o convertirà l'energia (calorie) in cellule / tessuto, o userà quell'energia (calorie) per abbattere le cellule.

Così, il legame tra energia, metabolismo e perdita di peso diventa piuttosto chiaro e diretto.

Quando c'è un eccesso di energia e il corpo non riesce ad usarla per far fronte alle necessità del momento, sarà costretto a creare cellule con quell'energia extra. Deve per forza. Dopo aver capito che l'energia non può essere usata per fare altro (come aiuto per l'esercizio fisico o la digestione di cibo), deve trasformarla in cellule attraverso l'anabolismo.

E quelle cellule in più? Sì, hai indovinato: hanno aggiunto peso!

In poche parole, il rapporto che c'è tra calorie assunte e metabolismo, genera aumento di peso solo se c'è un eccesso di energia.

Quando ci sono troppe calorie nel corpo, cioè, quando c'è troppa energia che proviene dal cibo, allora il corpo trasforma quelle calorie in cose.

E quella roba, il più delle volte, è grasso. A volte, naturalmente, quelle calorie extra si trasformano in muscoli; e questo di solito è una buona cosa per chi tiene sotto controllo il peso cercando di mantenere un rapporto ottimale tra grasso corporeo e massa muscolare.

Infatti, poiché i muscoli richiedono calorie per essere mantenuti, le persone con un forte tono muscolare bruciano molte calorie, il loro metabolismo le brucia per loro.

Questa è la ragione principale per cui l'esercizio e la costruzione di massa muscolare magra fa parte di un programma globale per aumentare il metabolismo; perché più muscoli hai, più pasti possono portare calorie in eccesso prima che diventino grasso.

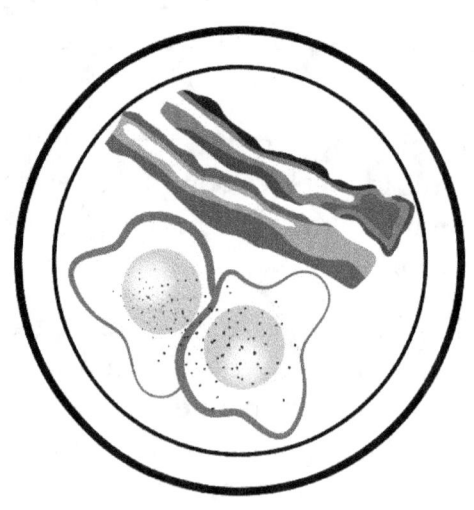

Un'ultima parola sul grasso

C'è una brutta voce che circola là fuori e che dice che le cellule di grasso sono permanenti. E la cosa peggiore di questa diceria è che è vera.

Sì, la maggior parte degli esperti ha ammesso che le cellule grasse, una volta create, restano lì per tutta la vita. Però, anche se gli esperti ritengono che le cellule di grasso siano permanenti, concordano anche sul fatto che le cellule di grasso possano essere ridotte. Quindi, anche se il numero assoluto di cellule grasse nel tuo corpo rimane lo stesso, le loro dimensioni, e quindi il loro aspetto e la percentuale del tuo peso complessivo, possono essere ridotte.

Riassumendo

Quindi, anche se non abbiamo approfondito alcun dettaglio medico, abbiamo scoperto alcune basi fondamentali sul metabolismo. In realtà, probabilmente conosci il metabolismo ora come molti cosiddetti esperti.

La linea di fondo, è semplicemente che il metabolismo rappresenta un processo, innumerevoli processi in realtà, che convertono il cibo in energia. Quando questo processo crea cellule, si chiama anabolismo. Quando questo processo rompe le cellule, si chiama catabolismo.

Per le persone che cercano di perdere peso, è importante provare il catabolismo. Cioè, è importante convertire il cibo in energia che viene usata per distruggere le cellule.

Il catabolismo è importante anche perché impedisce all'energia in eccesso di essere immagazzinata dal corpo.

Ricorda: quando il corpo ha troppe calorie, indipendentemente da quale fonte di cibo derivano, con quelle calorie può fare solo due cose. Può disperatamente provare a vedere se hai bisogno di energia, oppure, come accade più spesso, dovrà immagazzinare quelle calorie. Non ha scelta. E a meno che tu non abbia muscoli magri che stanno divorando quelle calorie in eccesso, aggiungerai del grasso.

Il resto di questo libro, tuttavia, ti indicherà la direzione opposta. Imparerai varie tecniche, suggerimenti e strategie per aumentare il tuo metabolismo.

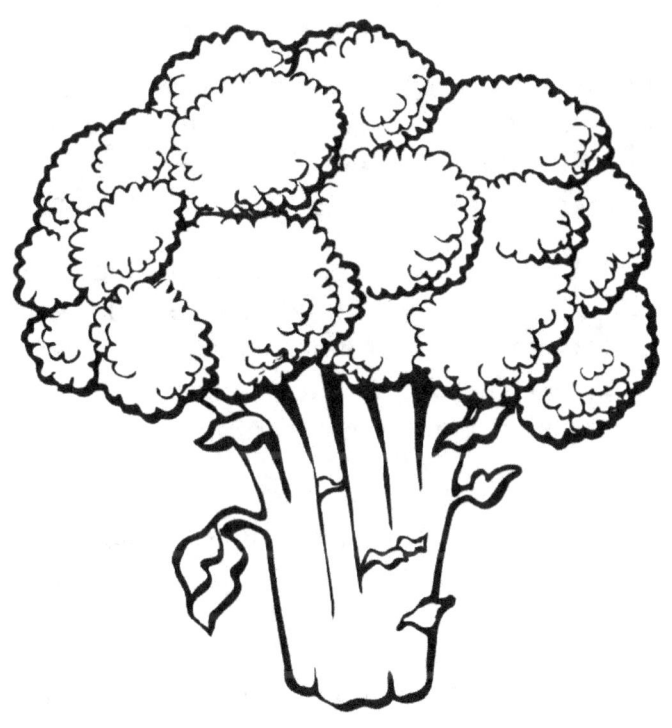

Capitolo 2. Mindset adeguato per aumentare il metabolismo

Probabilmente ti starai chiedendo cosa tutto questo ha a che fare con la mentalità. Perché non andare direttamente alle strategie per aumentare il metabolismo?

Il motivo è che devi essere preparato per ciò che ti aspetta. Potenziare il tuo metabolismo è un affare serio. Non è come una dieta rapida in cui è necessario fare sforzo solo per alcune settimane o anche per pochi giorni.

Aumentare il tuo metabolismo significa cambiare il tuo stile di vita e le tue abitudini. Sebbene tu possa scegliere di iniziare con piccole modifiche, cambierai comunque lo stile di vita a cui sei abituato e, all'inizio, potresti sentirti a disagio. Aumentare il tuo metabolismo richiede disciplina e coerenza nelle tue azioni. E dal momento che si aspettano risultati a lungo termine, ci si aspetta anche che si faccia un investimento a lungo termine.

Da qui in poi, per favore, guarda ai consigli che sto per presentarti come se fossero un unico programma. Non puoi seguire solo alcuni di questi e aspettarti di ottenere gli stessi risultati. I suggerimenti qui, seguono il principio della Gestalt: *il tutto è maggiore della somma delle parti*. Abbi fiducia, i componenti del programma funzionano tutti in modo armonioso per fornire il risultato desiderato.

Quindi ora voglio che tu chiuda gli occhi e immagini come sarai dopo che questo programma avrà iniziato ad avere effetto su di te. Come sarai? Come ti sentirai?

Quindi, cerca di visualizzarti da qui a 3 mesi, poi 6 mesi, poi 9...arriva fino ad un anno se riesci. Cerca di registrare le sensazioni e le emozioni.

È una buona idea mettere nero su bianco le tue aspettative delle varie tappe. Questo ti aiuterà a superare il programma, specialmente quando ti stai divertendo a rispettare le modifiche per le quali ti sei impegnato.

Capitolo 3. Suggerimenti, tecniche e strategie per potenziare il tuo metabolismo

Se stai leggendo questo libro, è probabile che tu abbia provato, almeno una volta nella vita, ad aumentare il tuo metabolismo.

Forse (come la maggior parte di noi), non eri abbastanza sicuro di cosa fosse un metabolismo e, forse (di nuovo, come la maggior parte di noi), probabilmente non sapevi tutto ciò che dovevi sapere per raggiungere i tuoi obiettivi.

Forse hai iniziato un rigoroso programma di esercizi di jogging e tonificazione muscolare. O forse hai iniziato a mangiare diverse piccole porzioni al giorno, piuttosto che tre grandi porzioni tradizionali a misura di pasto.

O forse hai iniziato a prendere tutti i tipi di integratori che promettevano di aumentare il metabolismo.

Il fatto è che tutti questi metodi possono davvero funzionare.

Davvero: fare esercizio fisico, mangiare in modo strategico e assicurarsi che il tuo corpo abbia integratori adatti al catabolismo sono solo tre delle molte soluzioni generalmente buone.

Allora, qual è il problema?

Il problema è che molti di noi non hanno una vera comprensione scientifica di cosa, come, o perché questi metodi aumentino il metabolismo.

Alcuni di noi, in realtà, non sanno nemmeno se funzionano; pensiamo solo che lo facciano.

Ad esempio, una persona può iniziare un vigoroso programma di esercizi che include significativi movimenti cardiovascolari aerobici, come il jogging o il ciclismo. E infatti, dopo una settimana, quella persona potrebbe notare un calo di peso. Eppure questo è dovuto ad un metabolismo potenziato? Può essere; forse no. Potrebbe essere dovuto alla perdita di acqua attraverso la traspirazione che non è stata adeguatamente reintegrata? Forse sì o forse no.

Il punto qui è che molte persone, a rischio per la loro salute e il benessere, non comprendono abbastanza i suggerimenti, le strategie e le tecniche di potenziamento del loro metabolismo. Ed è quello che stiamo andando a trattare in questo capitolo.

In questo libro, non troverai alcuna informazione casuale che "un amico di un amico" abbia ascoltato in TV. Né sarai sottoposto a informazioni personali su come potenziare il tuo metabolismo.

Piuttosto, vedremo i popolari, facili, divertenti (sì, che ci crediate o no) ed efficaci modi per aumentare il metabolismo.

Per facilitare la comprensione di questi metodi, li abbiamo suddivisi in 3 grandi categorie:

1. Esercizio

2. Stile di vita

3. Dieta

Potresti notare, a volte, una sovrapposizione tra loro. Ad esempio, è difficile immaginare che l'introduzione dell'esercizio nella tua vita non sia, sotto molti aspetti, una scelta di vita.

Allo stesso modo, l'integrazione di tutti i tipi di alimenti che stimolano il metabolismo nella tua dieta influenzerà sicuramente il modo in cui trascorrerai il tuo tempo (probabilmente meno tempo nei fast food, per esempio!).

Quindi, per favore, non fossilizziamoci nelle categorie: vengono fornite semplicemente per aiutare a organizzare questi punti e per aiutarti a consultarli facilmente in futuro. La cosa importante da fare per te è capire ogni punto e valutare come puoi inserirli stabilmente nella tua vita.

Capitolo 4.
Esercizio

La storia è la stessa da sempre: l'esercizio fisico è fondamentale per l'aumento del metabolismo.

A meno che tu non sia nato con uno di quei metabolismi insolitamente attivi che ti permettono, quasi per caso, di mangiare migliaia di calorie al giorno senza conseguenze sul peso, sei come la stragrande maggioranza di noi che ha bisogno di dare al suo metabolismo una bella spinta attraverso l'esercizio.

Ora, potresti pensare che l'esercizio cardiovascolare (aerobico) sia una parte importante per il potenziamento del metabolismo e avresti ragione!

A condizione che, naturalmente, un medico qualificato confermi che sei in grado di avviare un programma di esercizio cardiovascolare, questo è davvero il punto di partenza. Aumentando la frequenza cardiaca, la circolazione sanguigna, la temperatura corporea e l'assunzione di ossigeno / scambio di anidride carbonica, si innesca una reazione automatica per cui inizia il catabolismo (abbattere le cellule e usarle per l'energia).

Ma se l'esercizio cardiovascolare è il punto di partenza, allora ci sarà qualcos'altro dopo, giusto?

Molte persone, che non sono così istruite come lo sarai tu quando avrai finito questo libro, iniziano responsabilmente un programma dedicato alla salute cardiovascolare, ma non vanno oltre. Non perché siano pigri, ma perché, francamente, non sanno che c'è molto di più che possono fare nella loro palestra di casa, o al centro fitness, che aumenterà il loro metabolismo ancora di più.

Vediamo adesso quali sono queste attività.

- Farsi i muscoli

Molte persone, in particolare alcune donne, sono molto diffidenti nell'affrontare qualsiasi regime di esercizio che possa portare alla costruzione muscolare. La vecchia percezione era che la costruzione del muscolo porta a massa muscolare e, in breve tempo, a far gonfiare le vene dell'avambraccio e i muscoli come succede agli uomini. Questo, francamente, non è vero.

A condizione che le donne non sostengano i loro allenamenti con specifici integratori per la costruzione muscolare, non c'è motivo di preoccuparsi; perché costruire muscoli magri non li farà ingrossare.

Tuttavia, la domanda rimane: perché le donne (e, ovviamente, gli uomini) che vogliono aumentare il loro metabolismo si concentrano sulla costruzione muscolare? L'esercizio cardiovascolare non è l'unica cosa che conta?

Di nuovo, la risposta è no! Oltre a un programma cardiovascolare sano e responsabile, la costruzione muscolare è un modo eccezionalmente potente per aumentare il metabolismo.

Come? Perché un chilo di muscolo brucia più calorie di un chilo di grasso.

E questo cosa significa? Significa che se hai più muscoli sul tuo corpo, in qualsiasi parte del tuo corpo, semplicemente brucerai più calorie come risultato.

Non devi nemmeno fare nulla. Semplicemente brucerai più calorie, perché i muscoli richiedono più investimento energetico.

Naturalmente, come puoi dedurre, se costruisci i muscoli e poi abbandoni l'esercizio, col tempo, le fibre muscolari si indeboliranno e perderai quella meravigliosa fabbrica che brucia calorie. Ma non è un problema, perché tutto ciò che devi fare è costruire e mantenere un muscolo sano.

Può sembrare scoraggiante; soprattutto se al momento ti accorgi di avere molto più grasso rispetto ai muscoli.

Tuttavia, la cosa importante da ricordare è che, una volta che si inizia a costruire muscoli attraverso qualsiasi tipo di allenamento per la forza, il tuo corpo inizierà a bruciare più calorie.

Lo farà anche mentre dormi o vai al cinema o leggi un libro. È come se mettessi il tuo programma "bruciare calorie" (catabolismo) su un pilota automatico.

Quindi non lasciare che un po', o anche molta, ciccia extra, al momento, ti scoraggi dal credere che la costruzione muscolare sia importante.

Sì, dovresti goderti anche l'esercizio cardiovascolare, perché in definitiva è il modo in cui il tuo corpo brucerà il grasso esistente. Ma la costruzione muscolare svolge un ruolo di grande sostegno in quella ricerca.

Ed è anche esponenziale: più grasso si trasforma in muscolo, più calorie brucerai semplicemente per mantenere quel nuovo muscolo (e il ciclo meraviglioso va avanti e avanti!).

- Intervallo di allenamento

La fondamentale perdita di peso che si muove dietro l'esercizio cardiovascolare (o qualsiasi tipo di esercizio fisico) è, come sai, una questione di catabolismo.

Essenzialmente, se puoi costringere il tuo corpo a richiedere più energia, il tuo corpo si conformerà rompendo le cellule per utilizzarla. E quel processo (metabolismo) brucia calorie. Semplice, vero?

Quindi, basato su tale logica, qualcosa chiamato *intervallo di allenamento* si inserisce perfettamente nel piano generale. L'allenamento a intervalli è semplicemente un'aggiunta di componenti di combustione ad alta energia, al tuo piano di esercizi su una base di intervalli regolari.

Ad esempio, potresti trovarti in una fase in cui puoi fare jogging per 20 minuti a giorni alterni, e quindi mettere il tuo cuore in allenamento cardiovascolare durante questo periodo.

Questo, ovviamente, ti aiuterà ad aumentare il metabolismo e quindi a bruciare calorie / energia. Tuttavia, puoi effettivamente bruciare in modo sproporzionato più calorie se, durante quella corsa di 20 minuti, aggiungi uno sprint di 30 secondi o 1 minuto.

Perché? Perché durante questi 30 secondi o 1 minuto, dai al tuo corpo un grande scossone.

Non una scossa malsana. Ricorda, stiamo parlando di sprint veloci e ponderati in maniera scientifica qui, non stiamo improvvisando nulla. Dando al tuo corpo un certo numero di scossoni durante l'allenamento normale, automaticamente e, in qualche modo inaspettatamente, il corpo deve affrontare un dispendio energetico diverso. E per compensare i tuoi fabbisogni energetici extra, brucerà più calorie.

È fondamentale tenere sempre presente che questo tipo di allenamento funziona solo a intervalli regolari. Può sembrare una cosa strana da dire (e anche difficile da capire), ma in realtà anche qui il meccanismo è molto semplice.

I benefici al potenziamento del metabolismo che desideri, in seguito all'allenamento a intervalli sono principalmente dovuti al fatto che il tuo corpo, improvvisamente, ha bisogno di trovare più energia.

Mentre si muoveva e forniva energia alle tue necessità durante l'allenamento cardiovascolare, all'improvviso deve prendere ulteriore energia per fare un lavoro diverso per 30 secondi o un minuto; e in quel periodo, aumenterà il tuo metabolismo a causa di uno scossone piacevole e sano.

Per capirci meglio, se all'improvviso decidessi di prolungare lo sprint di 30 secondi o di 1 minuto in uno sprint di 20 minuti, semplicemente non avresti più gli stessi benefici.

Sì, il tuo corpo consumerebbe più energia se facessi esercizio aerobico prolungato nella zona sprint. Ma il tuo corpo non otterrebbe quella scossa che proviene solo dall'allenamento ad intervalli.

Quindi ricorda: il tuo obiettivo con "*l'interval training*" è quello di dare al tuo corpo un salutare scossone, durante il quale improvvisamente dice a se stesso:

"Whoa! Abbiamo bisogno di più energia qui VELOCEMENTE, questa persona ha aumentato la propria frequenza cardiaca da 180 battiti al minuto a 190 battiti al minuto! Prendiamola da qualsiasi cellula disponibile, come quelle cellule di grasso giù in vita, scomponiamole attraverso il catabolismo in modo che questa persona possa ottenere l'energia di cui hanno bisogno!"

Ricorda (mi dispiace essere ripetitiva, ma questo è molto importante): il punto dell'intervallo di allenamento in questo modo è quello di dare al tuo corpo un'improvvisa, limitata, sana scossa in cui ha bisogno di più energia - *veloce!*

Se semplicemente aumenti la tua velocità e rimani stabile, il tuo corpo potrebbe bruciare un po' di calorie in più, ma non otterrà mai quella scossa.

Inoltre, tieni presente che l'interval training può effettivamente durare più di 30 secondi o un minuto. Alcuni esperti suggeriscono che è possibile utilizzare l'interval training per 30-40 minuti, a seconda del tuo stato di salute e di come è il tuo regime di allenamento generale.

Il motivo per cui ci stiamo concentrando da 30 secondi a 1 minuto è semplicemente quello di darti una chiara comprensione del fatto che l'interval training è una sorta di mini allenamento all'interno di un programma di allenamento.

E, come sempre, non esagerare con il tuo allenamento a intervalli. Il tuo obiettivo qui è quello di diventare più sano e più forte, e perdere peso in questo processo. Non guadagni nulla se corri così veloce durante l'allenamento ad intervalli, se poi ti fai male. In realtà mineresti la tua salute e forse dovresti smettere di allenarti per un lungo periodo se ti strappassi i muscoli o avessi altri disturbi.

- <u>Varietà</u>

Dicono che la varietà è il sale della vita, e questo è vero. Ma nonostante questa consapevolezza, molte persone non ravvivano il loro programma di esercizi; il che è sorprendente, dal momento che la varietà porta ad avere benefici nel potenziamento del metabolismo.

Ci sono alcuni semplici modi per aggiungere varietà al tuo programma di esercizi. Abbiamo già parlato di interval training, e questo è davvero un modo per spostare il motore metabolico del tuo corpo ad una marcia più alta.

Un altro modo efficace è quello di scomporre una routine più lunga in parti più piccole.

Ad esempio, invece di impegnarti in un allenamento di 1x1 al giorno, potresti potenziare il metabolismo dividendo l'allenamento in allenamenti di 2x30 minuti; o anche, in alcune occasioni, allenamenti di 3x20 minuti.

Inoltre, è possibile aggiungere varietà nella routine quotidiana di esercizio senza fare effettivamente, anzi, formalmente, esercizio. Ad esempio, puoi prendere le scale anziché l'ascensore. Oppure puoi iniziare la giornata con una camminata veloce invece del caffè e del giornale.

Oppure, invece di parcheggiare vicino all'ingresso del negozio di alimentari, puoi percorrere la distanza tra un parcheggio lontano e l'ingresso.

Tutti questi suggerimenti forniscono due benefici che amplificano il metabolismo.

In primo luogo, come puoi facilmente vedere, possono rendere l'esercizio più divertente. Sebbene sia importante avere una routine di esercizio, non si vuole avere una routine di esercizio noioso (perché quindi le possibilità di smettere sono molto più grandi!).

Quindi aggiungere questi nuovi elementi al tuo impegno generale per l'esercizio, ti aiuta anche a mantenere il programma. E poiché l'esercizio fisico è una parte fondamentale del potenziamento del metabolismo, qualsiasi tecnica o suggerimento che ti aiuti a continuare a esercitare a lungo termine, è un consiglio saggio.

Il secondo importante vantaggio della varietà nel tuo programma di esercizio, ci riconduce al concetto di allenamento a intervalli, discusso sopra.

Quando aggiungi varietà al tuo allenamento, il tuo corpo non può entrare in stallo. Ricorda: il corpo è una macchina straordinaria e cercherà sempre di fare le cose in modo efficiente.

Naturalmente, il tuo stato di salute generale (che può essere influenzato dalla genetica e da altri fattori al di fuori del tuo controllo) avrà un ruolo importante nell'efficienza del tuo corpo. Ma indipendentemente da questo, vuole fare le cose nel modo più efficiente possibile.

Pertanto, quando inizi ad allenarti, il tuo corpo può sviluppare una sorta di aspettativa di produzione di energia. Non sta facendo questo per essere pigro; lo sta facendo perché, sinceramente, ti vuole aiutare!

Se il tuo corpo inizia a prevedere che hai bisogno di una certa quantità di energia per completare un certo compito (come fare jogging per 20 minuti), allora inizierà a raggiungere quell'energia in modo più efficiente.

Ad esempio, quando inizi a fare un allenamento jogging alternato, per esempio, di 2 minuti seguiti da 5 minuti di camminata, il tuo corpo potrebbe richiedere una grande quantità di energia per aiutarti a raggiungere questo obiettivo.

Di conseguenza, potresti ritrovarti senza fiato o stanco mentre il tuo corpo cerca di soddisfare questa crescente domanda. Naturalmente, sarà coinvolto il catabolismo e il metabolismo del corpo aumenterà. Così facendo, nel tempo, diciamo circa un mese, il tuo corpo diventerà più efficiente, diventerà più forte e sarà in grado di soddisfare i tuoi bisogni energetici in modo molto più efficiente; potresti anche non sudare più come all'inizio!

Ironia della sorte, questo può effettivamente oscurare i tuoi sforzi di potenziamento del metabolismo; perché, come sai, vuoi dire al tuo corpo di iniziare il processo di catabolismo. Ma se il tuo corpo funziona in modo efficiente, non scaverà realmente nelle sue riserve (ad esempio cellule di grasso) per fornirti l'energia di cui hai bisogno.

Quindi il trucco è quello di mantenere la varietà nei tuoi allenamenti. Molte persone scelgono di allenarsi con varietà per questo motivo. Non ci si rivolge solo a gruppi muscolari diversi, ma si impedisce al tuo corpo di trovare uno stallo causato dal fatto che ha cercato di aiutarti raggiungendo il massimo dell'efficienza, ma rallentando il metabolismo per evitare di consumare troppa energia.

Ricorda: il tuo corpo non legge libri come questo; non ne ha bisogno e non gli importa.

Non ha idea che un metabolismo più veloce sia "buono" o "cattivo". Ora, per quanto riguarda te e me, sappiamo che un metabolismo rapido è una buona cosa nei nostri sforzi per perdere peso. Ma il tuo corpo non fa questa valutazione. Quello che dobbiamo fare è costringere il corpo a dire a se stesso: *"hey, ho bisogno di accelerare il metabolismo perché questa persona ha bisogno di più energia!"*

E uno dei modi migliori per costringere il corpo ad avere questo tipo di pensiero è quello di aggiungere varietà ai tuoi allenamenti.

Capitolo 5. Stile di vita

Quando incontriamo il termine stile di vita, tendiamo a pensare alle abitudini quotidiane di base su cui facciamo affidamento; a volte senza dare loro un secondo pensiero. E questo è reale, soprattutto, quando parliamo di come lo stile di vita influenza la velocità del tuo metabolismo.

Ora, onestamente, la maggior parte di noi vive vite occupate in tante attività diverse e quindi è difficile tenere d'occhio veramente tutte le nostre abitudini.

Bilanciare lavoro, famiglia, hobby e altri impegni, spesso significa che il nostro stile di vita non è tanto una scelta, quanto una necessità.

Tuttavia, rispetto al fatto che molti di noi affrontano limiti reali nelle proprie scelte riguardo lo stile di vita, ci sono molte cose che possiamo fare, piccole cose ma importanti, che possono aiutare ad accelerare il nostro metabolismo.

Quindi se sei un po' scoraggiato dal termine stile di vita, per favore non essere superficiale nel leggere questa sezione. Le piccole cose che cambi nel tuo normale stile di vita, possono effettivamente avere un'influenza profonda sulla velocità del tuo metabolismo e il raggiungimento dei tuoi obiettivi di perdita di peso a breve e lungo termine.

- <u>Smetti di bere</u>

Conoscete persone che scelgono attentamente cibi a basso contenuto di grassi e ipocalorici? Sono molto attenti a non ordinare il dessert a cena, ma preferiscono bere un bicchiere o due di vino mentre mangiano... Beh, sfortunatamente queste persone stanno minando seriamente i loro sforzi per aumentare il metabolismo.

Gli studi dimostrano che bere alcolici con i pasti in realtà incoraggia a mangiare; il che significa più calorie che devono essere bruciate (o trasformate in grassi!).

Inoltre, molte persone ignorano semplicemente che molte bevande alcoliche sono cariche di calorie; quasi quanto le bibite zuccherate.

Una bottiglia di birra può fornire poche centinaia di calorie e la maggior parte dei cocktail sono della stessa gamma. Il vino è generalmente considerato meno calorico, ma anche questo è falso. Tre bicchieri di vino possono valere 300 calorie che il corpo deve utilizzare, in una forma o nell'altra.

Il consiglio qui non è di smettere di bere alcolici del tutto. Se ti piace l'alcol, non c'è una ragione particolare per abbandonarlo, ma se lo farai risparmierai un po' di denaro e non assumerai tutte quelle calorie. Per me è importante che ti rendi conto dell'influenza negativa che l'alcol ha sul tuo metabolismo. Se si consuma alcol in eccesso (anche senza essere ubriachi), si forza il sistema a gestire più calorie. E, a meno che tu non stia compensando queste calorie aggiunte attraverso l'esercizio o la costruzione muscolare, il catabolismo non può verificarsi. Invece, si verificherà inevitabilmente l'anabolismo e verranno create nuove cellule da quelle calorie (principalmente cellule adipose).

- <u>Riposo</u>

Questo è un tasto dolente. La maggior parte di noi non ha il controllo sul proprio riposo e sulla quantità di ore che dovrebbe spendere dormendo. Lavoro, famiglia, istruzione, pulizie e tanti altri compiti possono letteralmente impedirci di ottenere la quantità di sonno di cui abbiamo bisogno.

Tuttavia, come ci dicono gli esperti, un numero adeguato di ore di sonno, migliora effettivamente il metabolismo. D'altra parte, le persone che dormono costantemente, sentono di avere meno energia per fare attività quotidiane regolari; compresa la digestione. Di conseguenza, le persone affamate di sonno spesso abbassano il proprio metabolismo e non hanno la forza di consumare il cibo in modo efficiente, in particolare i carboidrati.

Questo è un problema molto complicato, perché molte persone devono trovare il tempo per esercitarsi prendendolo "in prestito" dal loro tempo di riposo.

Ad esempio, dopo una lunga giornata di lavoro e di impegni familiari e domestici, una persona può scoprire che l'unica volta in cui può fare esercizio (e quindi aumentare il proprio metabolismo) è a tarda notte, intorno alle 21:00 o anche più tardi. Cosa fare in questo caso?

In definitiva, è una questione di equilibrio. Naturalmente, se sei disposto a fare esercizio e il tuo medico è d'accordo che è salutare per te farlo, allora non ti rimetterai in forma dormendo, invece di fare esercizio fisico.

D'altra parte, se si ruba il tempo al riposo per fare esercizio, si può effettivamente fare più male che bene; perché il giorno seguente, non avrai abbastanza energia per digerire ciò che mangi. La risposta a questo problema è ancora l'equilibrio.

Non devi allenarti ogni notte. Forse puoi integrare un allenamento durante il giorno, forse all'ora di pranzo o subito dopo il lavoro. La maggior parte delle palestre aprono molto presto la mattina e chiudono molto tardi la sera, ormai alcune sono aperte anche H24. Se si sceglie di allenarsi a casa, è possibile farlo in modo conveniente, perché alcuni macchinari per il fitness, costano poche centinaia di euro.

Se trovi difficoltà a dormire, anche questo può influire negativamente sulla velocità del tuo metabolismo (perché non avrai abbastanza energia il giorno seguente). Insonnia e altri disturbi del sonno sono problemi molto comuni ed esiste una varietà di sistemi di supporto per aiutare le persone a ottenere il riposo di cui hanno bisogno. Alcuni suggerimenti, non medici, per aiutarti ad addormentarti includono:

- Non mangiare a tarda notte
- Bere latte caldo prima di coricarsi
- Non accendere la TV di notte
- Yoga o altre pratiche per alleviare lo stress
- Bagno caldo prima di andare a letto
- Non fare esercizio fisico poco prima di coricarsi: il tuo corpo potrebbe diventare così energico da non voler dormire!

Abbiamo brevemente annotato lo yoga nella lista sopra e questo ci porta ad un'altra influenza chiave del tuo metabolismo: lo stress.

Che tu ci creda o no, gli esperti affermano che lo stress può inviare segnali distorti al nostro corpo, segnali che portano ad un rallentamento del metabolismo. In sostanza, ciò che accade è che quando il corpo è sotto costante stress, rilascia ormoni dello stress che inondano il sistema.

Questi ormoni legati allo stress, dicono al corpo di creare cellule di grasso più grandi nell'addome. Il risultato può essere sia un aumento del peso (attraverso l'aumento delle cellule adipose), sia un metabolismo più lento.

Ovviamente, questi sono due fattori molto negativi nella rincorsa all'aumento del metabolismo e perdita di peso. L'ultima cosa che vogliamo sono cellule grasse più grandi nel nostro addome, abbinate a un metabolismo diminuito!

Eppure questo è, tragicamente, ciò che accade a molte persone che sperimentano uno stress costante e continuo. E, ahimè, questo succede a molte persone, specialmente quelli di noi che devono amministrare tante attività, come lavoro, famiglia e altri compiti importanti.

Quindi il consiglio qui è davvero di rilassarti. Ci sono alcune semplici tecniche che possono essere davvero efficaci e dovrebbero essere aggiunte alla tua vita. Queste includono camminare di più, ascoltare musica rilassante, meditazione, yoga, mangiare cibi non stimolanti (es. Senza caffeina, senza zucchero, e così via), e costruire un regime quotidiano che include scadenze periodiche in cui puoi ricentrarti e de-stressarti.

Ricorda: mentre il relax è un buon consiglio per chiunque, è importante sottolineare che lo stress influisce negativamente sul metabolismo. Quindi c'è un collegamento tra quanto stress provi e la tua capacità di abbattere le cellule adipose e perdere peso.

Quindi, se non vuoi rilassarti perché non hai il tempo per farlo, dovresti capire che la tua vita stressante sta probabilmente giocando un ruolo negativo sulla tua salute e sulla tua capacità di prendere e perdere peso.

Ora parliamo un attimo di un argomento per sole donne: ciclo mestruale.

Gli studi hanno dimostrato che il periodo di 2 settimane prima dell'inizio della mestruazione è quello in cui la capacità di bruciare i grassi è maggiore. Questo è davvero ironico, perché di solito è il periodo in cui le donne non vogliono allenarsi, perché il loro corpo e il loro computer emotivo si stanno preparando per la mestruazione. Tuttavia, alcuni studi hanno dimostrato che le donne sono in grado di bruciare fino al 30% di grasso in più durante queste 2 settimane. La ragione di ciò, sostengono i ricercatori, è perché in questo periodo la produzione di estrogeni e progesterone da parte del corpo femminile raggiunge il picco massimo. Poiché questi ormoni dicono al corpo di usare il grasso come fonte di energia, l'esercizio fisico in questo periodo può davvero dare i suoi frutti. Il corpo sarà incline a bersagliare le cellule di grasso per il catabolismo.

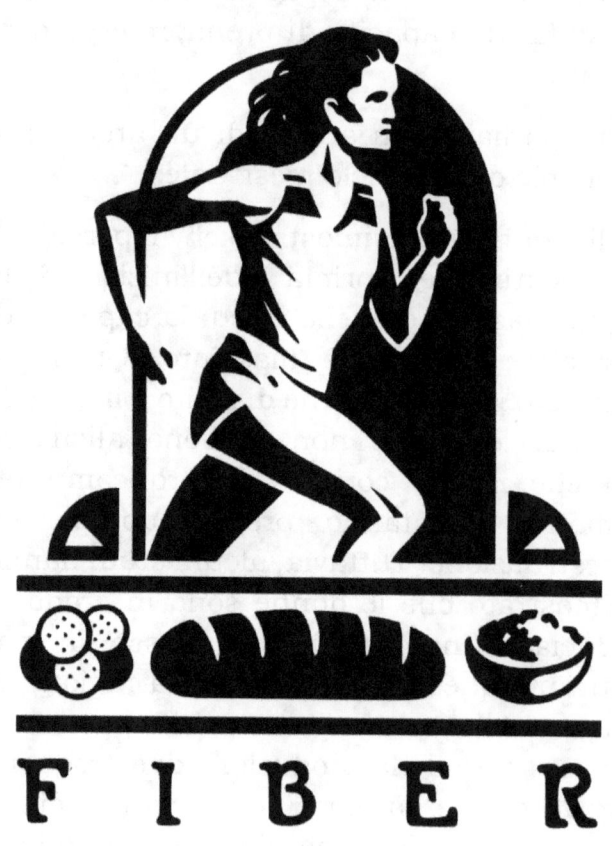

Approfondiamo il discorso Stress

Forse ti starai domandando quale sia lo scopo di questa sezione, lo stress non dovrebbe essere una parte ordinaria della vita quotidiana? Ma questo è solo un punto di vista. Ora viviamo in una cultura frenetica guidata dall'urgenza e dalle scadenze. Più cose si fanno in meno tempo, meglio è. Lavoro, famiglia e ricreazione sono diventati un gioco di equilibrio. Tensione, preoccupazione, ansia e paura sono fin troppo comuni. Problemi emotivi come fallimento nei matrimoni, lutti o semplicemente relazioni problematiche, sono accompagnate da pressioni sul lavoro.

Lo stress, in particolare l'esposizione prolungata allo stress, può influire seriamente sul metabolismo, sulla salute generale e sul benessere.

Il collegamento tra stress e metabolismo

C'è un ormone nel nostro corpo chiamato cortisolo, che aiuta in alcune funzioni del corpo. Aiuta la regolazione della pressione sanguigna, il rilascio di insulina per la stabilità dello zucchero nel sangue, l'aumento delle difese immunitarie e il corretto metabolismo del glucosio. Piccoli aumenti di cortisolo possono essere utili, con una conseguente rapida e sana scossa di energia, immunità, miglioramento della memoria e una soglia del dolore più alta. Tuttavia, quando viene rilasciato troppo cortisolo o se viene rilasciato troppo spesso, si verifica quanto segue:

- Elevati picchi glicemici nel sangue
- Pressione sanguigna elevata
- Diminuzione delle difese immunitarie
- Minore rendimento cognitivo
- Diminuzione della densità ossea
- Diminuzione del tessuto muscolare

Il cortisolo stimola in particolare il rilascio di amminoacidi dai muscoli, che vengono convertiti in glucosio che servirà come fonte di energia per il tuo corpo per far fronte allo stress. Sì, i muscoli duramente guadagnati, sono in balia del cortisolo se non controlli i suoi livelli nel tuo corpo.

Il rilascio di cortisolo è principalmente causato dallo stress, sia fisico che emotivo.

Lo stress è anche dannoso per il corpo in quanto porta alla produzione di più acidità di quanto il corpo necessita. I nostri corpi hanno solitamente un PH basico, quindi più acido nel corpo sconvolgerà l'equilibrio. Troppo acido riduce le tue difese immunitarie e ti rende più vulnerabile alle malattie. Troppo acido influisce anche sulle funzioni del corpo, incluso il metabolismo.

Tuttavia, puoi gestire efficacemente lo stress e mantenere i tuoi livelli di cortisolo sani e stabili. Quando il tuo corpo risponde allo stress, è importante che lo aiuti a rilassarsi.

Modi per ridurre lo stress

Ci sono molti modi per ridurre lo stress, poiché ci sono molte cause di stress.

Metodi breve termine:

1. Aromaterapia: è particolarmente efficace per dissipare lo stress durante il giorno. Gli oli essenziali di lavanda e menta hanno eccellenti proprietà rilassanti. Bastano poche gocce mescolate con acqua da riscaldare sul fornello. Puoi anche combinare l'aromaterapia con la meditazione. L'aroma del vapore ti avvolgerà lentamente, risucchiando la stanchezza e le preoccupazioni. A mano a mano che l'aroma si affievolisce, immagina che anche la tua stanchezza e le preoccupazioni stiano andando via. Puoi anche rilassarti brevemente con l'aromaterapia durante il lavoro. Metti qualche goccia su un pezzo di carta e inspira. Chiudi gli occhi mentre lo fai.

2. Massaggio: è anche giustamente definito "terapia tattile". Un massaggio è benefico in quanto scioglie i muscoli e le articolazioni che possono essere tese a causa dello stress continuo. I muscoli della schiena

sono particolarmente sensibili a questo. Puoi anche combinare il massaggio con l'aromaterapia - puoi chiedere al massaggiatore di usare gli olii essenziali per il tuo massaggio. La menta piperita è particolarmente eccellente. Oltre al suo aroma, ha un effetto rinfrescante sul corpo quando viene usato come olio da massaggio.

3. Musicoterapia: metti un po' di musica rilassante, siediti o sdraiati in una posizione comoda, chiudi gli occhi e lascia che la musica ti avvolga. Immagina di lavare via le tue preoccupazioni, le tue paure e le tue ansie. Una buona alternativa alla musica rilassante sono i suoni della natura, come le onde dell'oceano. Se ti trovi a goderti il relax sulla spiaggia, porta la spiaggia a casa con te registrando il suono delle onde.

A lungo termine:

1. Pensa positivo: i pensieri influenzano notevolmente la tua salute e il tuo benessere. I tuoi pensieri possono effettivamente manifestarsi nella realtà, come sostenuto da filosofi, oratori contemporanei e persino scienziati. Così i cattivi pensieri possono manifestarsi negativamente, mentre i pensieri positivi si

manifestano positivamente. Quindi, se hai intenzione di pensare, potresti anche pensare a cose piacevoli. Se hai ansie su qualcosa, come una presentazione imminente per il lavoro, immagina te stesso mentre fai una presentazione eccellente e impeccabile. Immagina le reazioni del tuo pubblico. Senti i sentimenti come se fossi già lì. Le immagini sono più potenti delle parole, quindi applica lo stesso principio ai tuoi pensieri.

2. Medita ogni giorno: fai della meditazione un'abitudine. A lungo termine, la meditazione ti porta la pace della mente e ti rende più capace di affrontare lo stress. Non è necessario eseguire una meditazione complessa, la calma e il vuoto della mente sono la chiave. Siediti in una posizione comoda e respira lentamente, profondamente. Concentrati su ogni parte del tuo corpo e senti che rilascia la sua tensione.

4. Fai yoga: non solo è un ottimo antistress, ma accende anche direttamente il tuo metabolismo. Il sistema endocrino e la tiroide aiutano a regolare il metabolismo. Lo yoga ha molte posizioni che danno una sana torsione e compressione ai tuoi organi endocrini, rafforzandoli in tal modo per il

metabolismo. Per rilassarsi dallo stress, però, una buona posizione yoga è la posa del cadavere. Come dice il nome, dovresti restare immobile come un cadavere. Rilascia tutte le tensioni dal tuo corpo.

5. Gioca d'anticipo: se la causa del tuo stress è ricorrente, pianifica in anticipo una misura di contenimento. Dopo aver identificato la causa del tuo stress, chiediti se esiste un modo per evitarlo. Ad esempio, la causa del tuo stress potrebbe essere il traffico dell'ora di punta della mattina. Per evitarlo, potresti uscire rima di casa al mattino.

Se il tuo corpo è sottoposto a stress, come lunghi orari di lavoro, dovresti modificare la tua dieta mantenendo i principi della dieta a metabolismo veloce. Hai particolarmente bisogno della vitamina C, poiché questo aiuta l'organismo a far fronte allo stress. Oltre a questo, la tua dieta rimane la stessa: carboidrati complessi, in particolare quelli fibrosi e proteine.

Perché dormire è importante

Il sonno è il momento in cui il tuo corpo si riprende completamente dai tuoi allenamenti. Questo è anche il momento in cui i tuoi muscoli crescono... sì, non crescono durante l'allenamento, ma mentre sei a letto. Con poco sonno, i tuoi muscoli crescono pochissimo anche se fai molto sforzo nei tuoi allenamenti.

La mancanza di sonno impedirà anche al tuo corpo di essere in ottima forma e quindi influenzerà anche la tua energia per gli allenamenti. Potresti ritrovarti stanco facilmente anche dopo poche ripetizioni.

Inoltre, studi scientifici dimostrano che la mancanza di sonno influisce sul metabolismo dei carboidrati. Il glucosio non è metabolizzato bene, con conseguente aumento della fame e diminuzione del metabolismo generale.

È importante per te fare almeno otto ore di sonno ogni notte, affinché il corpo possa ricaricarsi completamente per il giorno successivo. Sebbene i ritmi circadiani delle persone possano differire, il normale ritmo circadiano è dalle 22:00 alle 6:00. Questo è il periodo migliore per far crescere i muscoli. Quindi dormi presto per aumentare il tuo metabolismo!

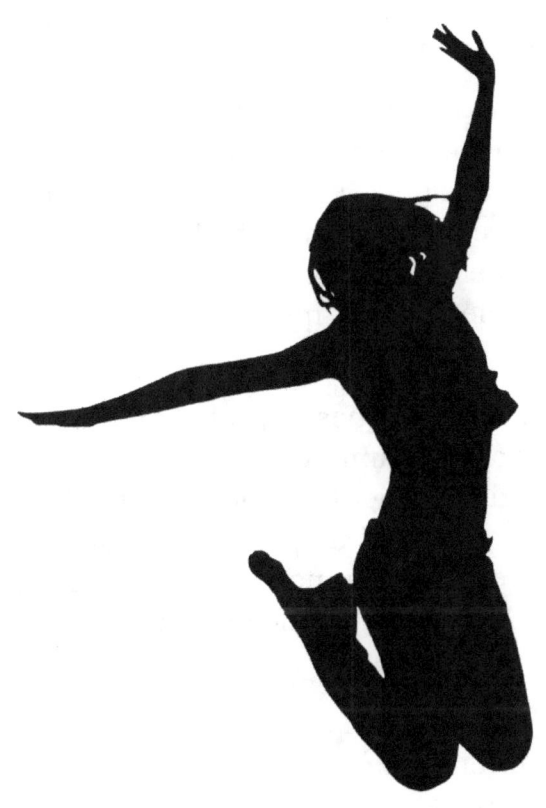

Capitolo 6. Dieta

Eh sì, dieta. Per la maggior parte di noi, le nostre informazioni relative al metabolismo sono correlate in un modo o nell'altro al mangiare. La maggior parte di noi ha sentito parlare di cibi compatibili con il metabolismo o di cibi ostili al metabolismo.

Ma in realtà, mentre possiamo essere sostanzialmente consapevoli che, a parità di condizioni, un gambo di sedano è migliore per il tuo metabolismo rispetto alle patatine fritte, la nostra comprensione della dieta e del metabolismo è piuttosto bassa.

Per risolvere questo problema, la sezione seguente esamina alcuni suggerimenti potenti e scientificamente dietetici che miglioreranno il metabolismo. Infatti, come imparerai presto, non è solo ciò che mangi ciò che conta: è anche quando e come.

- <u>Non odiare calorie</u>

La parola caloria terrorizza. Incontriamo costantemente cibi ipocalorici o a basso contenuto di calorie. Tutta questa retorica anti-calorie ha reso molti di noi piuttosto calorico-fobici; non appena vediamo qualcosa che le ha in abbondanza, scappiamo. Ma questo è saggio?

Sì e no. Sì, è saggio, nel senso che evitare quella torta di cioccolato fondente doppio strato è probabilmente una buona idea. Le calorie che provengono dalla torta, sono davvero le così dette *"calorie vuote"*, il che significa che *non esiste un valore nutrizionale reale* che il tuo corpo possa spremere e utilizzare.

Ma in generale, non è saggio per il tuo metabolismo diventare calorico-evitante. Perché? Perché il tuo corpo è una macchina meravigliosa che cerca, in ogni momento, di fare il possibile per semplificarti la vita.

Infatti, anche se potrebbe non funzionare sempre a livelli ottimali (per una serie di motivi, tra cui la genetica), cerca comunque di fare del suo meglio. Il corpo, nonostante i suoi limiti, non è una cosa pigra! Cerca sempre di mantenersi vivo e funzionante nel modo che ritiene essere più sano.

Ed ecco perché, se diminuisci improvvisamente la quantità di calorie di cui hai bisogno, il tuo corpo non cercherà di fare di più con meno. In altre parole, il tuo corpo non risponderà nel modo in cui desideri: non provocherà necessariamente il catabolismo e quindi non ridurrà il peso e le cellule adipose.

Invece, il tuo corpo intelligente e saggio cercherà di mantenerti in vita rallentando il suo metabolismo. Semplicemente crederà che qualcosa non va, forse sei intrappolato da qualche parte senza cibo, e inizierà a diventare molto avaro di energia.

Allora, qual è il risultato finale? Se il tuo corpo ha bisogno di 2000 calorie al giorno per sopravvivere, e all'improvviso le dai solo 1000, non inizierà a bruciare 1000 calorie di cellule che hai sulle tue maniglie dell'amore. Il tuo corpo rallenterà il suo metabolismo. Veramente cercherà di ottimizzare tutte le funzioni, utilizzando quelle 1000 calorie, perché non vuole sprecare nulla. Fisicamente, ti sentirai naturalmente più stanco perché il tuo corpo è molto avaro di energia e dedicherà la sua razione da 1000 calorie ai sistemi essenziali, come la fornitura di sangue e ossigeno.

Metabolicamente, non brucerai calorie extra. Infatti, puoi effettivamente aumentare di peso riducendo drasticamente l'apporto calorico!

Il rovescio della medaglia, ovviamente, è che dovresti assumere un apporto calorico giornaliero proporzionato alle dimensioni, al tipo e agli obiettivi di perdita di peso.

E poi, una volta determinata la quantità di calorie di cui hai bisogno (probabilmente con l'aiuto di un nutrizionista qualificato o di un esperto di fitness) potrai fornirle al tuo corpo attraverso cibi sani ed efficaci.

Ad esempio, se il tuo corpo ha bisogno di 1500 calorie al giorno, e una fetta di torta al cioccolato te ne fornisce una quantità enorme di 500, allora puoi vedere che mangiare solo una di queste fette occuperà un terzo del tuo quotidiano fabbisogno calorico. Questo non va bene!

D'altra parte, un gustoso frullato con yogurt e noci fornisce la metà delle calorie della fetta di torta, ma sono calorie ricche di nutrienti essenziali, vitamine e altri elementi di cui il tuo corpo ha bisogno per svolgere il suo lavoro in modo sano.

- Mangiare più spesso

Sulla scia della discussione riguardo le calorie, è utile notare anche che mangiare spesso durante il giorno può essere un buon metodo per stimolare il metabolismo. Ci sono due ragioni per questo. La prima ragione è che le persone che tendono a mangiare spesso durante il giorno, non hanno quei terribili attacchi di fame che le inducono a divorare snack malsani. Le persone che mangiano durante il giorno, tendenzialmente non sperimentano forti morsi della fame, perché non raggiungono mai quel livello.

La seconda ragione, e quella che probabilmente puoi indovinare in base alla tua comprensione del metabolismo, è che mangiando per tutto il giorno, stai mantenendo costantemente in movimento il tuo metabolismo.

È un po' come avere un generatore acceso tutto il tempo: utilizzerà semplicemente più elettricità rispetto ad accenderlo 3 volte al giorno.

È ovvio che mangiare spesso, solo perché è buono per il metabolismo, non significa che si può mangiare spazzatura tutto il giorno!

Piuttosto, se scegli di mangiare più frequentemente, dovrai certamente essere molto consapevole di ciò che mangi, perché si può facilmente superare la quantità necessaria di calorie giornaliere se non si tiene d'occhio questo. Ecco perché, se il tuo piano è quello di seguire l'approccio "mangia-più-per-bruciare-più", allora dovresti tenere un diario alimentare che annota ciò che mangi (e bevi, naturalmente) durante il giorno.

Non dovresti conoscere solo i livelli calorici di ciò che mangi, ma anche i valori nutrizionali generali. Ad esempio, se hai come obiettivo di mangiare 50 grammi di proteine al giorno, allora devi essere certo di raggiungere questo obiettivo e non superarlo o mangiarne meno.

In altre parole, concentrarsi solo sulle calorie è solo la metà del lavoro. Avrai bisogno di assicurarti di mangiare abbastanza proteine, carboidrati, grassi (il buon tipo insaturo!), vitamine e minerali di cui il tuo corpo ha bisogno per funzionare a livelli ottimali.

- <u>Mangia presto</u>

Abbiamo tutti sentito che la colazione è il pasto più importante della giornata. E in termini di aumento del metabolismo, questo è assolutamente vero. Ci sono dei motivi per cui fare una colazione sana e nutriente può aumentare il metabolismo e portare agli obiettivi di perdita di peso desiderati.

Una prima ragione, è che le persone che fanno colazione sono molto meno propense a fare spuntini durante la mattinata. Ad esempio, se hai fatto una buona colazione a base di frutta e cereali a basso contenuto di zucchero, le tue possibilità di andare al distributore automatico del lavoro intorno alle 10:30, diminuiscono significativamente.

Naturalmente, come ricorderai dalla nostra precedente discussione sul mangiare più frequentemente, ciò non significa che non dovresti mangiare qualcosa tra colazione e pranzo. Significa semplicemente che, dal momento che non sarai estremamente affamato alle 10:30 del mattino (perché hai saltato la colazione), sarai meno incline a mangiare qualsiasi cosa ti passi sotto il naso, come una bella ciambella che il tuo collega è stato così gentile da offrirti. In altre parole, iniziando la giornata in modo nutriente, avrai più controllo su ciò che mangi durante la giornata.

La seconda ragione è più allineata con il potenziamento del metabolismo. Gli studi hanno dimostrato che il metabolismo rallenta durante il sonno e di solito non riparte a pieno fino a quando non si mangia di nuovo.

Pertanto, iniziare la giornata con la colazione è come avviare il metabolismo. In realtà brucerai più calorie durante il giorno, semplicemente facendo colazione (l'avresti mai detto?).

Ricorda: mentre fai colazione, controlla sia la porzione che il contenuto. Non devi mangiare fino ad avere lo stomaco strapieno, perché, per aumentare il metabolismo, devi mangiare tutto il giorno e non sarai in grado di farlo se sei imbottito.

Allo stesso modo, fai attenzione alle colazioni ad alto contenuto di grassi perché gli studi hanno dimostrato che le colazioni con molti grassi, come pancetta e salsiccia, forniscono molte calorie (ci sono 9 calorie per ogni grammo di grasso, rispetto a 4 per ogni grammo di carboidrati e proteine, rispettivamente), quindi, se non si fa attenzione, si rischia di ingerire un terzo delle calorie giornaliere solo col primo pasto della giornata.

In alternativa, le colazioni ad alto contenuto di fibre impiegano più tempo per essere digerite e il corpo non avrà più fame per un po'.

- <u>Fare amicizia con proteine e carboidrati</u>

C'è una vertiginosa serie di cose che puoi mangiare in questi giorni. Oggi, una passeggiata al supermercato può diventare un'avventura. Ovunque ti giri, c'è ancora e ancora cibo che ti promette di essere salutare o che ti farà perdere peso. A questa confusione, aggiungiamo poi gli alimenti che sono utili per l'aumento del metabolismo e gli altri che non lo sono, e le differenze non sono sempre ben comprensibili. Fortunatamente, affronteremo questo problema proprio ora, descrivendo i 3 gruppi di alimenti (nutrienti) di base che sono davvero buoni per velocizzare il metabolismo.

Carboidrati: probabilmente non esiste un macronutriente più discusso di questo. È passato dall'essere la risorsa più grande nella storia della perdita di peso, a uno dei nutrienti più odiati. Ma non è colpa dei carboidrati! È davvero solo una questione di cattiva informazione. La cosa da ricordare è i carboidrati raffinati, come il pane bianco, sono ciò a cui si riferisce il mondo del diabete in riferimento agli alimenti ad alto indice glicemico (IG), perché scatenano picchi di insulina per essere digeriti. Come forse saprai, quando l'insulina viene rilasciata nel sangue, promuove la conservazione del grasso e alcuni esperti ritengono che riduca anche la velocità del metabolismo. Pertanto, i buoni tipi di carboidrati da consumare sono quelli ad alto contenuto di fibre e quelli da fonti di frutta e verdura.

Perché? Perché queste fonti di carboidrati non scatenano picchi glicemici, pertanto non promuovono la conservazione del grasso.

I carboidrati sono uno dei nutrienti più importanti per accendere il metabolismo. Sono il carburante basilare per l'energia che consumi per le attività fisiche. Se ti alleni regolarmente, i carboidrati sono necessari. Ma se stai costruendo muscoli, i carboidrati sono cruciali. Man mano che progredisci nella costruzione muscolare e nell'allenamento a intervalli, devi aumentare l'assunzione di carboidrati. Man mano che il tuo corpo brucia più energia, avrà bisogno di più energia dai carboidrati. Se i carboidrati che consumi non sono sufficienti, il tuo corpo si rivolgerà alla tua massa muscolare e otterrà la sua energia da lì. Sì, i muscoli saranno sprecati se non si consumano abbastanza carboidrati.

Oltre il 50% del fabbisogno calorico dovrebbe provenire dai carboidrati.

Esistono due tipi di carboidrati: semplici e complessi. I carboidrati semplici sono più facili da digerire e da assorbire rispetto ai carboidrati complessi. Se consideriamo l'effetto termico del cibo che contribuisce anche al metabolismo più veloce, i carboidrati complessi sono la strada da percorrere. E di solito, i carboidrati complessi sono i tipi di alimenti sani, mentre i carboidrati semplici sono di solito gli alimenti trasformati, caricati con conservanti e dolcificanti artificiali.

Ma i carboidrati semplici non dovrebbero essere trascurati del tutto. Le fonti salutari di carboidrati semplici sono miele, latte e succo di frutta fresca.

I carboidrati non sono solo i cereali e i tuberi o le radici. Abbiamo anche carboidrati fibrosi, come le verdure. La fibra, sebbene non assorbita dal sistema digestivo, aiuta nell'effetto termico. La fibra pulisce anche l'intestino e così assicura il suo buon funzionamento, compresi gli enzimi e gli ormoni per il metabolismo.

Proteine: gli studi hanno dimostrato che il giusto apporto di proteine nel tuo sistema può effettivamente aumentare la velocità del tuo metabolismo. Questo perché le proteine sono difficili da bruciare. O meglio, richiedono più energia e più tempo per essere elaborate dall'organismo. Persone diverse richiederanno diverse quantità di proteine su base giornaliera. Coloro che fanno esercizio fisico e costruiscono massa muscolare, di solito hanno bisogno anche di una quantità maggiore rispetto alla media.

Tieni presente che ci sono diverse fonti di proteine: alcune magre e alcune ad alto contenuto di grassi. Gli hamburger di fast food possono fornire anche 20 grammi di proteine, ma forniscono anche una grande quantità di grasso, il che li rende quasi privi di valore nutrizionale. I benefici che ti piacciono delle proteine, sono di gran lunga superati dall'immenso contenuto di grassi che, per alcuni hamburger di fast food, può superare i 40 grammi! Patatine escluse, ovviamente.

Quindi la cosa da fare è assicurarsi che la tua fonte di proteine derivi da proteine magre. In genere, le proteine di alcuni pesci e polli sono magre, sebbene non tutto.

Se sei vegetariano o semplicemente stai cercando alternative magre non a base di carne, formaggi a basso contenuto di grassi, legumi e yogurt sono tutte buone fonti di proteine. Basta controllare le etichette degli alimenti per determinare se la fonte di proteine è anche povera di grassi.

Di seguito sono elencate alcune fonti di proteine salutari ed eccellenti:

1. <u>Pollo</u> – prediligi il petto, in quanto ha la più alta quantità di proteine. Anche le cosce vanno bene, ma non sono così elevate in proteine. Basta rimuovere la pelle per sbarazzarsi di grassi saturi e colesterolo.

2. <u>Pesce</u> - Questa è un'ottima proteina senza lati cattivi, a differenza della carne rossa. Oltre ad avere un alto contenuto proteico, è anche buona per il cuore, in particolare i pesci d'acqua fredda come il salmone e il tonno.

3. <u>Uova</u> - Molto ricche di proteine e anche economiche. Le uova contengono tutti gli amminoacidi essenziali per la crescita. Contrariamente a quanto si potrebbe pensare, l'alto contenuto proteico proviene principalmente dall'albume e non dal tuorlo d'uovo.

4. <u>Latte</u> - Questo è un must per chiunque voglia costruire muscoli. Non c'è da meravigliarsi se neonati e bambini piccoli

ricevono latte per la crescita. Quindi impara dalla tua infanzia e bevi latte.

5. Siero del latte - Sebbene non sia un alimento intero naturale, il siero del latte è molto ricco di proteine ed è anche sano. È un punto fermo tra i body builder. Il siero di latte viene venduto sotto forma di polvere proteica.

Grassi: anche i grassi sono essenziali per un metabolismo veloce. Ora, questo può destare sorpresa e incredulità, soprattutto tra coloro che hanno provato diete dimagranti convenzionali. Questo è il punto in cui la dieta del metabolismo veloce, di nuovo, si distingue. Mentre un eccesso di grassi - specialmente grassi malsani - è cattivo, una piccola quantità di grassi sani aiuta gli ormoni responsabili del metabolismo a continuare a funzionare bene. Le diete povere di grassi portano a una scarsa produzione di ormoni e quindi ad un metabolismo più lento.

Quando aggiungi grassi alla tua dieta, ricorda di tenerli al loro posto: nella parte superiore della piramide alimentare. Fonti salutari di grassi sono olio d'oliva, avocado, semi di girasole e noci.

Come con i grassi, il calcio aiuta a rilasciare ormoni che aumentano il metabolismo. Il latte, ovviamente, è la migliore fonte di calcio. Lo yogurt ha anche un alto contenuto di calcio e ha anche altri benefici per la salute.

Alimenti a basso contenuto di grassi

Un altro importante motivo per cui le persone non hanno informazioni chiare e coerenti su questo argomento, è perché, sfortunatamente, ci sono molte aziende di cibo e integratori sul mercato che non vogliono che le persone sappiano effettivamente come stanno le cose.

Vogliono che tu creda che comprare costantemente cibi "a basso contenuto di grassi" acceleri in qualche modo il tuo metabolismo.

Sebbene, sì, alcuni cibi a basso contenuto di grassi possono effettivamente svolgere un ruolo del genere in un programma alimentare che è stato progettato per accelerare il metabolismo, mangiare semplicemente cibi che provengono da confezioni che urlano "LOW FAT!" non porterà ai risultati sperati.

In effetti, che tu ci creda o no, molte persone in realtà aumentano di peso quando mangiano troppi prodotti "a basso contenuto di grassi". Molti di questi prodotti sono carichi di calorie da carboidrati o proteine, che non vengono bruciate come dovrebbero e si trasformano in grasso corporeo.

Come puoi vedere, ecco svelato uno dei misteri di anni di tentativi inutili che hai sopportato nella speranza di dimagrire. Questa è una situazione confusa, stressante e potenzialmente deprimente.

Ogni anno, decine di milioni di persone cercano di riprendere il controllo della propria salute e della forma del loro corpo. Ogni anno, decine di milioni di persone si sentono "fallite" perché, per quanto provino, non riescono a velocizzare il loro metabolismo.

Il fallimento, però, non è delle singole persone che provano a dimagrire senza risultati, ma del settore medico e nutrizionale nel suo insieme, che semplicemente non ha fornito alle persone le informazioni che devono conoscere per accelerare il metabolismo.

Cibi da evitare

Evita le calorie vuote come la peste. Queste provengono da cibi raffinati e altamente trasformati, come i carboidrati semplici che non sono cibi integrali naturali. Cosa c'è di più? Questi alimenti di solito contengono un sacco di zucchero e troppo zucchero influisce seriamente sul metabolismo.

Troppa caffeina non è buona per il tuo metabolismo. Innesca una risposta allo stress. Quindi vacci piano con il caffè.

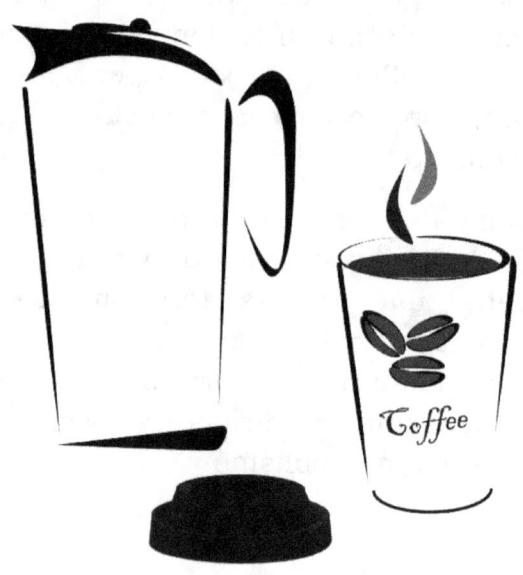

Altri alimenti raccomandati

1. Spezie - Il peperoncino di Cayenna e il peperoncino rosso, in particolare, contengono la capsaicina che si dice che aumenti il metabolismo fino al 25% per tre ore.

2. Tè verde - Non si tratta solo di antiossidanti. Assunto regolarmente, il tè verde può aumentare l'effetto termico del cibo. La ricerca dell'Università di Ginevra dimostra che il tè verde accelera l'ossidazione dei grassi oltre a potenziare il metabolismo. Il tè verde ha anche meno caffeina del caffè, il cui livello di caffeina può influire notevolmente sul metabolismo. Per coloro che non amano il gusto amaro, l'estratto di tè verde è disponibile in forma di capsule.

3. Soia - Uno studio dimostra che l'ingestione di proteine di soia aumenta il metabolismo. La proteina di soia è stata iniettata, tuttavia, e non somministrata ai soggetti. Sebbene lo studio non sia conclusivo al 100%, assumere la soia, con le sue proteine e le sue proprietà di costruzione delle difese immunitarie, non farà male.

L'acqua è vita e carburante per il metabolismo

Il vecchio consiglio, vale per la salute generale e il metabolismo: bere almeno otto bicchieri di acqua al giorno. La disidratazione influisce sul metabolismo attraverso una diminuzione della temperatura corporea. Inoltre, poiché farai più esercizio, hai bisogno di acqua per mantenere i tuoi livelli di energia. Se si suda molto, si dovrebbe bere più acqua, anche più degli otto bicchieri. L'acqua pulisce il corpo dalle tossine e quindi consente ai processi corporei di procedere senza problemi, incluso il metabolismo.

La tempistica è fondamentale nel mangiare

Anche se stai consumando i cibi giusti, i risultati saranno compromessi se il tuo tempismo non è perfetto. Segui i consigli qui sotto e otterrai i migliori risultati.

1. Fai diversi pasti al giorno, ogni due ore e mezza o tre ore. Per massimizzare veramente l'effetto termico del cibo, devi mangiare più dei soliti tre pasti. Mangiare ogni tre ore permetterà all'effetto termico di durare per tutto il giorno, poiché occorrono da due a tre ore per digerire il cibo, mentre le proteine scomposte per gli aminoacidi rimangono per tre ore nel sangue. Per il numero esatto di pasti, il numero magico per gli uomini è sei mentre è cinque per le donne. Gli uomini hanno bisogno di 600-900 più calorie al giorno rispetto alle donne.

Non superare il numero ottimale di pasti, specialmente durante gli spuntini a tarda notte. Quando dormi, il tuo corpo ha difficoltà a digerire e le calorie del tuo ultimo pasto vengono immagazzinate come grasso. Si raccomanda di mantenere l'ultimo pasto leggero e più facile da digerire rispetto ai pasti precedenti.

2. Non saltare i pasti. In nessuna circostanza dovresti saltare i pasti, specialmente i tre pasti base. Se hai un programma fitto di appuntamenti e fai fatica a fare gli spuntini, tieni degli alimenti "di emergenza" alla tua portata, come cracker di grano integrale e banane. Durante giorni particolarmente frenetici, bastano pochi cracker o una banana come spuntino per mantenere in funzione il metabolismo. Sarebbe anche sufficiente un frullato di frutta fresca o un frullato di proteine.

3. Fai uno spuntino o un pasto dopo l'allenamento. Un pasto o uno spuntino con proteine e carboidrati assunti entro un'ora dall'allenamento, aiuta a recuperare i muscoli e a costruirne di nuovi.

Riassumendo

Abbiamo fatto molta strada! Ora sappiamo davvero di più sul metabolismo e su come aumentare la velocità metabolica, rispetto alla maggior parte delle persone. Siamo quindi in grado di mettere a frutto queste informazioni.

Abbiamo imparato che il metabolismo è un processo e non una parte del corpo reale. Armonizza due funzioni corporee essenziali: convertire il cibo in cellule e tessuti, e rompere le cellule per fornire energia. Abbiamo appreso che il primo processo è noto come anabolismo e il secondo è il catabolismo.

In effetti, è quest'ultimo processo che influenza la nostra capacità di perdere peso.

Tuttavia, andando oltre le basi biologiche, abbiamo anche appreso 3 aspetti integrati di accelerare il metabolismo e perdere peso.

Questi aspetti sono stati categorizzati in termini di: esercizio fisico, stile di vita e dieta.

Ora, in effetti, è il momento di agire, perché, come si suol dire, la saggezza è il risultato dell'esperienza, non solo dello studio!

Ovviamente, era essenziale per noi capire questo argomento prima di iniziare con la pratica.

Il prossimo passo, aumentare il tuo metabolismo, dipende da te.

Capitolo 7. I falsi miti sul metabolismo

Anche se questo libro parla di realtà e non di miti, può davvero essere utile per te conoscere i più diffusi ed evitarli al bisogno.

- Mito 1: pillole dietetiche

Il problema è che molti produttori di pillole per la dieta affermano cosa non realistiche e leggendo gli annunci di questi prodotti, ci si rende conto che effettivamente promettono cosa troppo belle per essere vere.

In alcuni casi, le pillole dimagranti possono aiutare a stimolare temporaneamente il metabolismo. Questo, tuttavia, può essere rischioso e in generale non dovrebbe essere fatto senza il parere di un medico. Sfortunatamente, le persone possono diventare in qualche modo dipendenti da pillole per la dieta e questo può portare ad un disastro.

Alcune pillole per la dieta sono pillole per la perdita d'acqua. Cioè, sono diuretici che promuovono la perdita d'acqua, di solito attraverso una maggiore minzione. Capisci da te che, soprattutto, queste pillole non funzionano per la perdita di grasso corporeo, perché non aumentano il metabolismo, ma aiutano solo ad eliminare l'acqua nell'organismo. Sì, è vero: se fai pipì 15 volte al giorno, peserai di meno fisicamente. Ma questa non è vera perdita di peso! Si tratta semplicemente di una perdita di peso temporanea non salutare, perché se non compensi questa enorme perdita idrica puoi diventare disidratato e, a lungo andare, rischiare seri danni.

- <u>Mito 2: ridurre drasticamente le calorie</u>

Come abbiamo discusso in precedenza in questo libro, cercare di perdere peso riducendo drasticamente le calorie non funziona ed è malsano.

La cosa da ricordare è che la capacità del corpo di perdere peso non è controllata dalle calorie. Le calorie sono l'input. Il vero meccanismo di controllo è quel famoso concetto con cui hai familiarizzato molto: il metabolismo. Le calorie sono semplicemente un'unità di misura dell'energia. È come il tuo corpo si occupa di quell'energia che determina se il peso è guadagnato o perso. Quindi, detto questo, ridurre l'apporto calorico a, diciamo, 1000 calorie al giorno non ti aiuterà necessariamente a perdere peso; perché non cambia necessariamente il tuo metabolismo. Infatti, come sai, se diminuisci drasticamente il tuo apporto calorico, il tuo corpo, che cerca sempre di aiutarti nel modo migliore che può, rallenterà il suo metabolismo.

In realtà, ha senso: il corpo sente che qualcosa è andato storto, invece delle 2000 calorie di cui ha bisogno, ne riceve solo 1000. Il corpo non sa perché questo sta accadendo; non sa che vuoi perdere peso. Sente solo che qualcosa non va; forse sei intrappolato in una grotta o qualcosa del genere, o bloccato in una tempesta di neve. Quindi il corpo, cercando di aiutarti, rallenterà il suo metabolismo. Farà del suo meglio per rallentare il tasso di conversione, in modo da avere più energia possibile. Ora, se il tuo corpo fosse in grado di leggere questo libro, potresti dirgli: *"guarda, per favore fai semplicemente quello che fai normalmente, ma fallo con 1000 calorie in meno al giorno per un po"* e quindi potremmo davvero arrivare da qualche parte. Ma il corpo non funziona in questo modo. Non ti aiuterà a perdere peso se riduci drasticamente le calorie.

Ridurrà il metabolismo e, (la parte peggiore) se e quando aumenterai di nuovo le calorie, il tuo corpo dovrà affrontarle con un motore metabolico più lento. In questo modo puoi aumentare di peso se, dopo aver ridotto le calorie per un periodo di tempo, vuoi consumare calorie extra, ad esempio durante le vacanze o le festività.

- <u>Mito 3: allenamenti a bassa intensità</u>
È giusto dire che qualsiasi esercizio è meglio di nessun esercizio. Quindi, se conduci uno stile di vita sedentario, anche camminare intorno alla sedia per 10 minuti al giorno, darà qualcosa di positivo al tuo corpo e al metabolismo. Certo, magari gli effetti saranno a mala pena percettibili.

Alcune persone credono che sia meglio eseguire allenamenti a bassa intensità, piuttosto che allenamenti più intensi. Cioè, invece di fare jogging per 20 minuti con il cuore molto accelerato, optano per jogging a bassa intensità che a malapena li fa sudare. Allenamenti a bassa intensità non portano ad un metabolismo più veloce; non possono.

Ricorda cosa abbiamo detto all'inizio: il metabolismo è un processo. E quel processo è di due tipi: prendere energia per produrre cellule (anabolismo), o distruggere cellule per produrre energia (catabolismo).

Se non si esegue un allenamento ad alta intensità, il tuo corpo non può sfruttare il catabolismo; non sarà necessario. Quindi tienilo a mente mentre ti alleni, a casa o in palestra.

Gli allenamenti a bassa intensità sono meglio di niente e possono essere necessari se ci si sta riprendendo da un infortunio o se si sta riprendendo ad allenarsi dopo molto tempo. Ma una volta raggiunto un livello di allenamento di base, solo gli allenamenti ad alta intensità (aerobica) faranno la differenza in termini di metabolismo. Allenamenti ad alta intensità costringono il tuo corpo a trovare più energia per aiutarti a mantenere quel livello di esercizio e lo fa attraverso il catabolismo.

- Mito 4: troppa attenzione

Accelerare il metabolismo e raggiungere i propri obiettivi di perdita di peso comporta un certo grado di concentrazione e attenzione. Dopotutto, ci sono molte cose che possono distrarti, ma devi essere in grado di tenere d'occhio l'obiettivo per mantenere il tuo programma.

Eppure a volte troppa attenzione può essere una cosa negativa e alcuni dietologi lo sanno fin troppo bene.

Ricorda: **accelerare il tuo metabolismo è uno sforzo olistico che include l'esercizio, lo stile di vita e i cambiamenti nella dieta.**

Concentrarsi su uno solo di questi a scapito degli altri, può essere dannoso. In alcuni casi, infatti, può essere controproducente.

Quindi il mito qui è che non devi concentrarti solo su un aspetto, per esempio, diventando un guru dell'esercizio, a discapito di dieta e stile di vita. Devi integrare tutti e 3 gli aspetti nella tua vita allo stesso tempo.

È vero, probabilmente ne sottolineerai uno in particolare rispetto agli altri. Va bene e normale, ma è un mito e un errore ignorare gli altri due.

Ci vogliono tutti e tre per accelerare il metabolismo e per raggiungere gli obiettivi di perdita di peso a lungo termine.

Conclusione

Spesso, le persone si sentono come bloccate con il metabolismo che Madre Natura ha dato loro. Si sentono pigri e stanchi, hanno la tendenza ad ingrassare e a perdere il tono muscolare e attribuiscono questi problemi alla genetica. Così si arrendono e diventano estremamente più pigri, oppure passano tutto il loro tempo a cercare qualche "miracolo".

Questo è un errore enorme e un malinteso molto comune. L'unico "miracolo" di cui devi essere consapevole è il miracolo del tuo stesso corpo, che è così perfetto che chiunque, e intendo CHIUNQUE, può potenziare il proprio metabolismo facilmente e godere di una rapida perdita di peso e di una maggiore energia come conseguenza!

Sono certa che ora che hai letto questa guida, non hai più dubbi in materia di metabolismo. Non ti rimane che provare.

Il consiglio, ovviamente, è di non fare di testa tua e di consultare il tuo medico prima di ogni esperimento in materia di alimentazione, soprattutto se sai di avere delle patologie come diabete, ipotiroidismo, ipertensione, ecc.

Per approfondire, ti consiglio di leggere anche:

- **Dieta Detox: Guida Rapida ed Efficace**
- **Dieta Chetogenica: La Guida Completa**
- **Dieta Chetogenica: Dimagrire in 30 ricette e molto altro**

Sempre di Eleonora Santoro.

Troverai molti approfondimenti interessanti riguardo i macronutrienti e strategie di purificazione e dimagrimento.

Grazie ancora per aver scelto il mio libro.

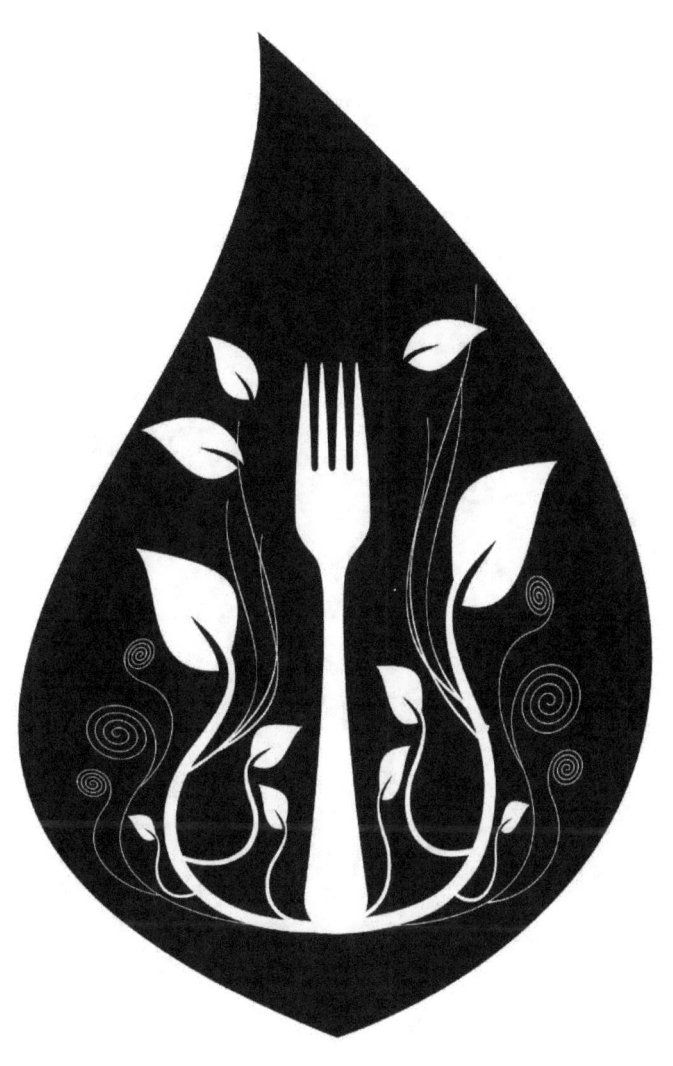